GUIDA AL CANCRO DELLA VESCICA

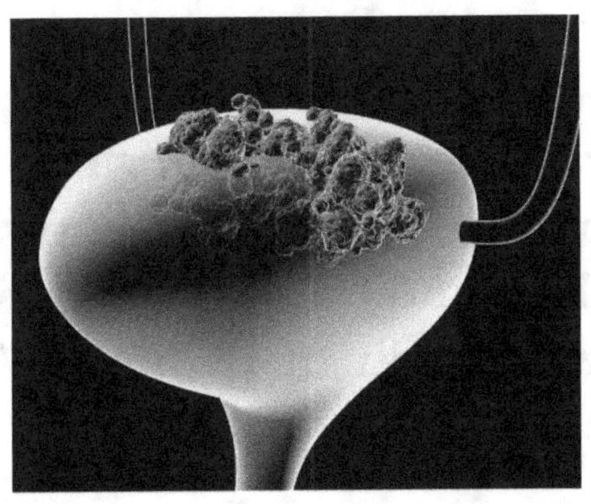

La guida completa passo dopo passo per una diagnosi, un trattamento, una prevenzione e un'inversione efficaci Carcinoma uroteliale

Dr. Racheal A. Fields

SOMMARIO

A tutti coloro che lottano coraggiosamente contro il cancro alla vescica,

Voglio che tu sappia che non sei solo su questa strada difficile. La tua forza e resilienza ispirano tutti intorno a te e tu sei un vero guerriero in questa battaglia.

Il cancro può essere un avversario formidabile, ma il tuo spirito è più forte. Hai affrontato ogni diagnosi, cura ed effetto collaterale con coraggio e determinazione. Ogni giorno dimostri di essere più della tua diagnosi e la tua vita è definita dalla tua incrollabile volontà di superare. Ci saranno giorni difficili, momenti di incertezza e momenti in cui la strada sembrerà lunga. Ma ricorda, ogni giorno porta nuove opportunità di speranza e guarigione. Affidati al tuo sistema di supporto – i tuoi cari, il team sanitario e gli altri combattenti – perché sono qui per sollevarti quando ne hai più bisogno.

La tua esperienza è eccezionale e la tua narrazione è avvincente. Stai scrivendo una storia di forza, resilienza e speranza incrollabile. Hai già conquistato così tanto e ci sono giorni migliori a venire.

Mantieni un atteggiamento positivo, un cuore solido e uno spirito indistruttibile. Sei un faro di ispirazione per tutti noi, un promemoria che anche di fronte alle avversità, lo spirito umano può brillare. Non dimenticare mai che persona straordinaria sei. Il tuo viaggio è una testimonianza della tua forza e sei una fonte di speranza e coraggio per tutti noi. Continua a combattere, continua a credere e continua a vivere ogni giorno al massimo.

INTRODUZIONE

Il mondo del signor Roland ruota attorno ai suoi due adorabili figli, Kelly e Kelvin. Riempivano le sue giornate di risate e gioia, ma un giorno fatidico, il suo mondo crollò quando ricevette una diagnosi devastante: cancro alla vescica.

Il signor Roland, un uomo dal coraggio incrollabile, ha rifiutato di lasciarsi definire da questa triste situazione. Ha intrapreso una ricerca incessante per trovare una soluzione che gli avrebbe salvato la vita e gli avrebbe permesso di continuare a essere il padre che i suoi figli adoravano.

La sua ricerca lo ha portato a questo libro "Guida al cancro alla vescica". Con la speranza che trema come una stella lontana, lui approfondì le sue pagine. Questa guida era un tesoro di conoscenze, pieno di approfondimenti sulle opzioni terapeutiche, sui cambiamenti nella dieta e sulle storie di coloro che avevano trionfato sul cancro alla vescica.

Il viaggio del signor Roland non è stato facile. Ha sopportato innumerevoli visite mediche, sessioni di chemioterapia e il costo fisico che il trattamento del cancro comporta. Ma non ha mai vacillato nella sua determinazione a sconfiggere la malattia per il bene dei suoi amati figli.

Ha seguito religiosamente i consigli della "Bladder Cancer Guide". Ha adottato uno stile di vita più sano, incorporando cibi nutrienti noti per rafforzare il suo sistema immunitario. Si circondò di una rete di sostegno di amici e familiari che gli fornirono un incoraggiamento costante.

I mesi si trasformarono in anni e, lentamente ma inesorabilmente, il signor Roland iniziò a vedere miglioramenti. La sua determinazione, unita alla guida del libro, ha iniziato a dare i suoi frutti. Il cancro cominciò a recedere e le sue forze tornarono.

Kelly e Kelvin guardavano con stupore mentre il padre combatteva questa battaglia con una resilienza senza pari. Hanno visto in prima persona il potere dell'amore, del coraggio e della conoscenza. Il viaggio del signor Roland è stato una testimonianza dell'indomabile spirito umano. Con il passare degli anni, la salute del signor Roland ha continuato a migliorare e alla fine ha sconfitto le catene del cancro alla vescica.

La sua famiglia celebrò la sua vittoria e lui sapeva di aver dato ai suoi figli il dono più prezioso: il dono di un padre che rifiutava di farsi definire dalle avversità e che ne era uscito vittorioso, in parte grazie alla guida contenuta nel "Cancro alla vescica" Guida."

CAPITOLO 1

CANCRO DELLA VESCICA: UNA PANORAMICA

Il cancro della vescica è una condizione maligna che ha origine nella vescica, un organo cavo situato nella parte inferiore dell'addome responsabile della conservazione dell'urina. È il quarto tumore più comune tra gli uomini e relativamente meno comune nelle donne. Questa panoramica fornisce una comprensione concisa del cancro della vescica, delle sue cause, dei fattori di rischio, dei sintomi, della diagnosi e del trattamento.

Cause e fattori di rischio: Il cancro alla vescica può svilupparsi a causa di vari fattori, tra cui il fumo è il fattore di rischio più significativo. Altri fattori includono l'esposizione a determinate sostanze chimiche, la genetica, l'infiammazione cronica della vescica e la radioterapia.

Segni e sintomi: Il cancro della vescica in stadio iniziale potrebbe non mostrare sintomi evidenti. Tuttavia, con il progredire della malattia, i segni più comuni includono sangue nelle urine (ematuria), minzione frequente, minzione dolorosa, dolore lombare e disagio pelvico.

Diagnosi: La diagnosi del cancro della vescica comporta in genere una combinazione di anamnesi, esame fisico, analisi delle urine, test di imaging (come scansioni TC o ecografie), cistoscopia (una procedura per esaminare l'interno della vescica) e biopsia per confermare il cancro.

Tipi di cancro alla vescica: Il cancro della vescica può essere ampiamente classificato come tipologie non invasive e invasive. Il cancro della vescica non invasivo è confinato al rivestimento interno della vescica, mentre il cancro della vescica invasivo penetra negli strati più profondi o si diffonde ai tessuti vicini.

Opzioni di trattamento: La scelta del trattamento dipende dallo stadio, dal grado e dallo stato di salute generale del paziente. Le opzioni terapeutiche comuni includono la chirurgia (come la resezione transuretrale o la cistectomia radicale), la radioterapia, la chemioterapia, l'immunoterapia, la terapia mirata e i trattamenti emergenti attraverso studi clinici.

Vivere con il cancro alla vescica: Affrontare il cancro alla vescica implica supporto emotivo e stile di vita modifiche e la gestione degli effetti collaterali correlati al trattamento. L'alimentazione e l'esercizio fisico svolgono un ruolo vitale nel mantenimento della salute generale durante e dopo il trattamento.

Sopravvivenza e follow-up: Un follow-up regolare è essenziale per monitorare le recidive e gestire gli effetti collaterali a lungo termine. I programmi di sopravvivenza mirano a migliorare la qualità della vita dei sopravvissuti al cancro della vescica.

Prevenzione e riduzione dei rischi: Prevenire il cancro alla vescica significa smettere di fumare, ridurre al minimo l'esposizione a sostanze chimiche dannose, rimanere idratati e adottare uno stile di vita sano.

CAPITOLO 2

L'ANATOMIA NORMALE DELLA VESCICA E LA SUA FUNZIONE

La vescica è un organo vitale all'interno del sistema urinario, responsabile della conservazione e del rilascio dell'urina come parte del processo di eliminazione dei rifiuti del corpo. Comprendere la sua intricata anatomia è fondamentale per comprenderne le funzioni e i potenziali problemi di salute.

Struttura della vescica: La vescica è un organo cavo e muscolare situato nella pelvi, appena dietro l'osso pubico. La sua forma può variare, assomigliando ad un palloncino appiattito quando è vuoto e diventando più rotondo quando si riempie di urina. La vescica è composta da varie parti importanti, tra cui:

1. _Trigono_: Alla base della vescica c'è una regione triangolare conosciuta come trigono. Forma il pavimento della vescica e ha una forma liscia, a imbuto. Gli ureteri, che trasportano l'urina dai reni, entrano nella vescica dai due angoli superiori del trigono, mentre l'uretra, che consente all'aria di uscire dal corpo, si collega nel punto inferiore.

2. _Muscolo detrusore_: La parete vescicale è costituita da uno spesso strato di muscolatura liscia chiamata muscolo detrusore. Questo muscolo si contrae per spremere l'urina fuori dalla vescica durante la minzione.

3. _Urotelio:_ Il rivestimento interno della vescica è chiamato epiteliale o epitelio di transizione. È uno strato specializzato che può allungarsi mentre la vescica si riempie e prevenire la fuoriuscita di urina nella parete vescicale.

4. _Uretra:_ L'uretra è un tubo che unisce la vescica al corpo esterno. Funziona come un passaggio per l'uscita dell'urina. Nei maschi, l'uretra è più lunga e funge anche da condotto per lo sperma durante l'eiaculazione.

5. _Sfinteri_: L'uretra è dotata di due sfinteri. Lo sfintere interno è involontario e costituito da muscolatura liscia, mentre lo sfintere esterno è volontario e sotto controllo cosciente. Questi sfinteri aiutano a regolare il flusso di urina.

Funzione della vescica:

La funzione primaria della vescica è quella di immagazzinare l'urina finché non sia conveniente rilasciare. Quando l'aria si accumula nella vescica, i recettori dello stiramento segnalano al cervello, provocando la sensazione di bisogno di urinare. Quando è opportuno urinare, il muscolo detrusore si contrae e gli sfinteri si rilassano, consentendo all'aria di fluire attraverso l'uretra e fuori dal corpo.

CAPITOLO 3

TIPI E STADI DI TUMORE DELLA VESCICA

Il cancro alla vescica è una malattia diversificata e può essere classificato in diversi tipi in base alle sue caratteristiche e a come si presenta. Comprendere questi tipi è fondamentale per la diagnosi, la pianificazione del trattamento e la prognosi. I seguenti sono i tipi principali di cancro della vescica:

1. Carcinoma a cellule di transizione (carcinoma uroteliale):

Il 90% dei casi di cancro alla vescica sono carcinomi a cellule transizionali, che sono il tipo più diffuso.

Ha origine nell'epitelio, il rivestimento più interno della vescica. Questo tipo può colpire anche il rivestimento degli ureteri e della pelvi renale, che sono i tubi che collegano i reni alla vescica

2. Carcinoma a cellule squamose:

Il carcinoma a cellule squamose è un tipo meno comune di cancro della vescica e rappresenta circa il 4% dei casi. Si sviluppa spesso a causa di un'irritazione cronica o di un'infiammazione della vescica, in genere dovuta a condizioni quali infezioni vescicali a lungo termine o calcoli vescicali. Questo tipo tende ad essere più aggressivo e diagnosticato in una fase successiva.

3. Adenocarcinoma:

L'adenocarcinoma è una forma rara di cancro della vescica, che rappresenta circa il 2% dei casi.

Inizia nelle cellule ghiandolari del rivestimento della vescica ed è spesso associato a irritazione cronica o condizioni come i diverticoli.

L'adenocarcinoma tende ad essere aggressivo e può richiedere un approccio terapeutico diverso rispetto al carcinoma uroteliale.

4. Carcinoma a piccole cellule:

Il carcinoma a piccole cellule è un tipo estremamente raro di cancro della vescica, che rappresenta meno dell'1% dei casi.

Di solito si presenta in uno stadio avanzato ed è noto per la sua natura aggressiva.

Il trattamento per il carcinoma a piccole cellule può includere la chemioterapia e la radioterapia.

5. Altri tipi rari:

Il sarcoma e il linfoma della vescica sono tipi estremamente rari di cancro della vescica che si sviluppano rispettivamente nel tessuto connettivo o nel sistema linfatico della vescica.

Carcinoma in situ:

Il carcinoma in situ si riferisce al cancro che è limitato al rivestimento più interno della vescica, l'urotelio, senza invadere gli strati più profondi.

È considerato uno stadio iniziale del cancro della vescica e può progredire fino a diventare un cancro invasivo se non trattato.

Comprendere il tipo specifico di cancro della vescica è fondamentale per determinare la strategia di trattamento più appropriata, nonché per prevedere il potenziale di recidiva e la prognosi generale. La diagnosi viene generalmente confermata attraverso la biopsia e i test di stadiazione, che aiutano a determinare l'entità del cancro all'interno della vescica e se si è diffuso ai tessuti vicini o agli organi distanti.

FASI DEL CANCRO DELLA VESCICA

Il cancro della vescica viene studiato per determinare l'entità della malattia, guidare le decisioni terapeutiche e fornire preziose informazioni sulla prognosi. Gli stadi del cancro della vescica sono classificati in base all'entità della crescita del tumore e dell'invasione dei tessuti circostanti. Le fasi primarie includono:

Stadio 0 (Carcinoma in Situ - CIS):

In questa fase iniziale, il cancro è confinato al rivestimento più interno della vescica, noto come urotelio. Non ha invaso gli strati più profondi né si è diffuso ai tessuti vicini. Il CIS è considerato una forma di cancro della vescica ad alto grado e ad alto rischio, che spesso richiede un trattamento aggressivo.

Fase I: In questa fase, il cancro è cresciuto nello strato di tessuto connettivo sotto l'urotelio ma non ha raggiunto lo strato muscolare della parete vescicale. È ancora localizzato nella vescica e non si è diffuso ai linfonodi o agli organi distanti.

Fase II (Cancro della vescica muscolo-invasivo): in questa fase, il cancro è penetrato nella parete muscolare della vescica. Può coinvolgere anche i tessuti vicini, come la prostata negli uomini o l'utero nelle donne. Tuttavia, non ha progredito verso i linfonodi o siti distanti.

Fase III: Il cancro della vescica allo stadio III indica un coinvolgimento più esteso. Sebbene non abbia ancora raggiunto gli organi distanti, il cancro si è diffuso ai linfonodi della zona. Potrebbe aver invaso le strutture circostanti come la parete pelvica, la prostata o la vagina.

Stadio IV (cancro della vescica avanzato o metastatico): In questa fase avanzata, il cancro si è diffuso oltre la vescica e i linfonodi vicini fino a raggiungere siti distanti nel corpo. I siti comuni di metastasi includono ossa, fegato, polmoni e altri organi. Il cancro della vescica allo stadio IV è difficile da trattare e spesso richiede una combinazione di terapie, tra cui chemioterapia, radioterapia e immunoterapia.

Lo stadio del cancro della vescica viene generalmente determinato attraverso vari test diagnostici, tra cui l'imaging (come scansioni TC e risonanza magnetica), cistoscopia e biopsie. Una stadiazione accurata è fondamentale per selezionare la strategia di trattamento più appropriata e fornire ai pazienti una prognosi.

È importante notare che all'interno di ogni fase possono esserci variazioni nelle dimensioni e nell'estensione del tumore, che possono influire ulteriormente sulle decisioni terapeutiche. Inoltre, lo stadio specifico del cancro della vescica, insieme alla salute generale, all'età e alle preferenze del paziente, influenzeranno la scelta del trattamento, che può includere intervento chirurgico, chemioterapia, radioterapia, immunoterapia o una combinazione di questi approcci.

CAPITOLO 4

CAUSE E FATTORI DI RISCHIO

La causa esatta del cancro della vescica non è sempre chiara, ma diversi fattori e fattori di rischio sono stati associati al suo sviluppo.Il cancro della vescica è una malattia complessa influenzata da una combinazione di fattori genetici, ambientali e di stile di vita. Comprendere questi fattori di rischio è essenziale per identificare i soggetti che potrebbero essere a maggior rischio di sviluppare il cancro della vescica.Ecco alcune cause comuni e fattori di rischio del cancro della vescica:

1. Fumare:

Il fumo è il singolo fattore di rischio più significativo per il cancro della vescica. Espone la vescica alle sostanze chimiche dannose presenti nel fumo di tabacco, aumentando la probabilità di sviluppo del cancro.

2. Esposizioni professionali:

Alcune esposizioni sul posto di lavoro ad agenti cancerogeni, come le ammine aromatiche utilizzate nelle industrie chimiche e dei coloranti, possono aumentare il rischio di cancro alla vescica. I lavori che comportano l'esposizione a sostanze chimiche come benzidina, beta-naftilammina e 4-aminobifenile sono particolarmente associati ad un aumento del rischio.

3. Età:

Il rischio di cancro alla vescica aumenta con l'età e la maggior parte dei casi si verifica in soggetti di età superiore ai 55 anni. Tuttavia, può colpire persone di qualsiasi età.

4. Genere:

Gli uomini hanno maggiori probabilità rispetto alle donne di sviluppare il cancro alla vescica. Questa differenza di genere è in parte attribuita storicamente ai tassi di fumo più elevati tra gli uomini, sebbene le ragioni non siano completamente comprese.

5. Razza ed etnia:

I tassi di incidenza del cancro alla vescica variano tra i diversi gruppi razziali ed etnici. I caucasici hanno i tassi più alti, mentre gli afroamericani, gli ispanici e gli asiatici americani hanno tassi più bassi.

6. *Storia familiare:*

Gli individui con una storia familiare di cancro alla vescica possono avere un rischio leggermente maggiore, suggerendo una potenziale predisposizione genetica.

7. *Precedente cancro alla vescica:*

Una storia di cancro alla vescica aumenta il rischio di recidiva. I pazienti che hanno avuto un cancro alla vescica una volta hanno maggiori probabilità di svilupparlo di nuovo.

8. *Infiammazione cronica della vescica:*

L'irritazione o l'infiammazione cronica della vescica, spesso causata da ripetute infezioni della vescica, calcoli vescicali o dall'uso a lungo termine di cateteri, può aumentare il rischio di sviluppare il cancro della vescica.

9. Farmaci:

Alcuni farmaci, come il pioglitazone (usato per trattare il diabete di tipo 2) e l'acido aristolochico (un rimedio a base di erbe), sono stati associati ad un aumento del rischio di cancro alla vescica.

10. Elevata esposizione all'arsenico:

In alcune regioni con acqua potabile contaminata, alti livelli di esposizione all'arsenico sono stati collegati a un elevato rischio di cancro alla vescica.

11. Radioterapia:

I pazienti che sono stati sottoposti a radioterapia pelvica, spesso per tumori precedenti, possono avere un rischio leggermente aumentato di cancro alla vescica.

12. Fattori dietetici:

Anche se le prove non sono conclusive, alcuni fattori dietetici, come una dieta povera di frutta e verdura e ricca di carni lavorate, possono contribuire ad un rischio più elevato di cancro alla vescica.

La comprensione di questi fattori di rischio consente agli operatori sanitari di identificare i soggetti a rischio più elevato e raccomandare screening o misure preventive appropriate.

Ad esempio, smettere di fumare, ridurre al minimo l'esposizione professionale agli agenti cancerogeni e mantenere uno stile di vita sano può ridurre il rischio di sviluppare il cancro alla vescica.

SEGNI E SINTOMI

Il cancro alla vescica si presenta spesso con diversi segni e sintomi, alcuni dei quali possono sovrapporsi ad altre condizioni urinarie. Riconoscere questi indicatori è fondamentale per la diagnosi precoce e la tempestiva valutazione medica. I seguenti sono segni e sintomi comuni del cancro della vescica:

1. Ematuria (sangue nelle urine):
Il sintomo più evidente e frequente del cancro alla vescica è l'ematuria,

ovvero la presenza di sangue nelle urine. L'ematuria può variare in gravità, apparendo come urina rosa, rossa o marrone. Può essere intermittente o persistente.

2. Cambiamenti nelle abitudini urinarie:

Il cancro della vescica può causare cambiamenti nel modello urinario, come un aumento della frequenza della minzione, un forte bisogno di urinare anche quando la vescica non è piena o difficoltà ad iniziare la minzione. Durante la minzione alcune persone possono avvertire disagio o sensazione di bruciore.

3. Dolore o disagio pelvico:

Il dolore o il disagio pelvico persistente, spesso localizzato nella parte inferiore dell'addome, possono essere un sintomo di cancro della vescica in stadio avanzato. Questo disagio può essere costante o intermittente

4. Mal di schiena:
Nei casi avanzati, il cancro della vescica può diffondersi alle strutture vicine e causare dolore lombare. Questo dolore può essere un segno che il cancro è progredito oltre la vescica.

5. Perdita di peso inspiegabile:
In alcuni individui con cancro della vescica avanzato può verificarsi una perdita di peso involontaria. Spesso è un sintomo non specifico ma può essere indicativo della progressione del cancro.

6. Gonfiore nella parte inferiore delle gambe:

Raramente, il cancro della vescica può ostruire il flusso di urina, causando problemi ai reni e gonfiore nella parte inferiore delle gambe (edema).

È importante notare che questi sintomi possono anche essere associati a varie altre condizioni urinarie e non urinarie. Tuttavia, se uno qualsiasi di questi segni o sintomi persiste o è accompagnato da altri cambiamenti riguardanti la salute, è consigliabile richiedere una tempestiva valutazione medica. La diagnosi precoce del cancro della vescica offre le migliori possibilità di successo del trattamento e risultati migliori.

Se tu o qualcuno che conosci sperimentate sintomi persistenti suggestivi di cancro alla vescica, come ematuria o cambiamenti nelle abitudini urinarie, consultare un operatore sanitario per una valutazione approfondita, comprendente imaging, cistoscopia ed eventualmente biopsia, è essenziale per una diagnosi tempestiva e una gestione appropriata.

DIAGNOSI

La diagnosi di cancro alla vescica prevede una serie di valutazioni mediche ed esami per confermare la presenza della malattia, determinare lo stadio e pianificare un trattamento adeguato. Il processo diagnostico è fondamentale per un intervento tempestivo e il miglioramento dei risultati. Ecco una panoramica completa su come viene diagnosticato il cancro della vescica:

1. Anamnesi ed esame fisico:

Il passo iniziale nella diagnosi del cancro della vescica prevede un'analisi approfondita dell'anamnesi e un esame fisico. L'operatore sanitario indagherà sui sintomi, sui fattori di rischio e su qualsiasi storia medica rilevante.

2. Analisi delle urine:

L'analisi delle urine è un test di routine che prevede l'esame di un campione di urina per verificare la presenza di sangue (ematuria), che è un sintomo comune del cancro alla vescica. Può anche rilevare altre anomalie urinarie.

3. Test di imaging:

Studi di imaging, come:

- **_Ultrasuoni:_** L'ecografia della vescica fornisce una visione di base della struttura della vescica e può aiutare a identificare i tumori.

- **_Scansione TC (tomografia computerizzata):_** Le scansioni TC possono fornire immagini dettagliate del tratto urinario, compresa la vescica e i linfonodi vicini, aiutando a valutare l'entità del cancro.

- **_MRI (risonanza magnetica):_** La risonanza magnetica può essere utilizzata in alcuni casi per una visione più dettagliata dei tumori della vescica e del loro coinvolgimento nei tessuti vicini.

4. Cistoscopia:

La cistoscopia è la procedura diagnostica più importante per il cancro della vescica. Implica l'inserimento di un tubo sottile e flessibile con una telecamera (cistoscopio) attraverso l'uretra e nella vescica. Ciò consente all'urologo di visualizzare direttamente il rivestimento della vescica e identificare eventuali escrescenze o tumori anormali. Se vengono rilevate aree sospette, viene generalmente eseguita una biopsia durante la cistoscopia.

5. Biopsia:

Durante la cistoscopia, può essere condotta una biopsia per ottenere campioni di tessuto da aree sospette all'interno della vescica. Questi campioni di tessuto vengono inviati a un laboratorio di patologia per essere esaminati al microscopio. I risultati della biopsia confermano la presenza del cancro e forniscono informazioni sul suo tipo e grado.

6. Messa in scena:

La stadiazione è fondamentale per determinare l'entità del cancro della vescica. Ciò spesso comporta test di imaging, nonché informazioni raccolte durante l'intervento chirurgico, come una resezione transuretrale. La stadiazione aiuta a classificare il cancro come non invasivo o invasivo e indica se si è diffuso ai tessuti o ai linfonodi vicini.

7. Test aggiuntivi:

In alcuni casi, possono essere utilizzati test aggiuntivi, come la citologia urinaria (esame delle urine per la ricerca di cellule tumorali), per aiutare nella diagnosi e nella stadiazione del cancro della vescica.

Una volta effettuata la diagnosi definitiva di cancro alla vescica, il team sanitario lavorerà con il paziente per determinare il piano di trattamento più appropriato in base al tipo, allo stadio e al grado del cancro. La diagnosi precoce e l'intervento tempestivo sono fondamentali per ottenere i migliori risultati possibili per i soggetti affetti da cancro della vescica.

CAPITOLO 5

OPZIONI DI TRATTAMENTO

Il trattamento del cancro della vescica è adattato alle circostanze specifiche del singolo paziente, compreso il tipo di cancro della vescica, il suo stadio e la salute generale del paziente. Sono disponibili diverse opzioni di trattamento, ciascuna con i propri vantaggi e potenziali effetti collaterali. Di seguito sono elencate le opzioni di trattamento per il cancro della vescica:

1. Resezione transuretrale (TURBT):

La TURBT è una procedura comune utilizzata per il cancro della vescica non invasivo e alcuni casi di cancro invasivo in stadio iniziale.

Durante la TURB, viene utilizzato un cistoscopio per rimuovere il tessuto canceroso dal rivestimento della vescica. Si tratta di un processo sia diagnostico che terapeutico.

2. Chirurgia:

- **Cistectomia radicale:** Questa importante procedura chirurgica comporta la rimozione dell'intera vescica insieme ai linfonodi vicini e, in alcuni casi, ad altre strutture circostanti come la prostata o l'utero. Dopo una cistectomia, vengono eseguite procedure di deviazione urinaria per creare un nuovo modo per l'urina di uscire dal corpo.

- **_Cistectomia parziale:_** In casi selezionati in cui il cancro è limitato a una piccola area della vescica, può essere eseguita una cistectomia parziale per rimuovere solo la parte cancerosa della vescica.

3. Radioterapia:

Nella radioterapia, le cellule tumorali vengono mirate e uccise utilizzando raggi X ad alta energia o altri tipi di radiazioni. Può essere utilizzata come trattamento primario per alcuni casi di cancro alla vescica, soprattutto per coloro che non sono candidati alla chirurgia o per trattare cancro che si è diffuso.

4. Chemioterapia:

La chemioterapia prevede l'uso di farmaci che uccidono le cellule tumorali o ne rallentano la crescita. Può essere somministrato prima o dopo l'intervento chirurgico o come trattamento primario del cancro avanzato della vescica. La chemioterapia intravescicale prevede l'installazione di farmaci chemioterapici direttamente nella vescica tramite un catetere, mirando alle cellule tumorali nel rivestimento della vescica.

5. Immunoterapia:

I farmaci immunoterapici, come il Bacillus Calmette-Guérin (BCG), stimolano il sistema immunitario ad attaccare le cellule tumorali. La terapia BCG viene spesso utilizzata dopo la TURBT per prevenire la recidiva del cancro della vescica non invasivo.

6. Terapia mirata:

I farmaci che prendono di mira specificamente le molecole coinvolte nella crescita del cancro sono noti come trattamenti mirati. Possono essere utilizzati nei casi avanzati di cancro della vescica dove altri trattamenti sono stati inefficaci.

7. Trattamenti emergenti:

Sono in corso studi clinici per studiare trattamenti innovativi, tra cui nuove immunoterapie, terapie mirate e trattamenti combinati per il cancro della vescica.

8. Cure palliative:

Le cure palliative si concentra sul fornire sollievo dai sintomi e dagli effetti collaterali del cancro della 1 La scelta del trattamento dipende da fattori quali il tipo e lo stadio del cancro della vescica, la salute generale del paziente e le preferenze individuali.

Un team multidisciplinare di professionisti sanitari, tra cui urologi, oncologi e radiologi, collabora per sviluppare un piano di trattamento personalizzato per ciascun paziente. Il follow-up e la sorveglianza regolari sono fondamentali per monitorare la recidiva del cancro e garantire il miglior risultato possibile per i soggetti affetti da cancro alla vescica.

EFFETTI COLLATERALI DELLA VESCICA TRATTAMENTO PER IL CANCRO

Le varie opzioni terapeutiche per il cancro della vescica, tra cui la chirurgia, la radioterapia, la chemioterapia, l'immunoterapia e la terapia mirata, possono essere efficaci nella gestione della malattia. Tuttavia, ciascun approccio terapeutico può comportare una serie di effetti collaterali di cui i pazienti dovrebbero essere consapevoli.

Ecco una panoramica completa dei potenziali effetti collaterali associati a queste opzioni di trattamento:

1. Chirurgia:

- **_Cistectomia radicale:_** Gli effetti collaterali comuni di questo intervento chirurgico importante includono dolore, infezioni, coaguli di sangue e potenziali complicazioni legate alle procedure di deviazione urinaria. I pazienti possono anche avvertire cambiamenti nell'immagine corporea e la necessità di una gestione urinaria continua con stomia o neovescica.

2. Radioterapia:

La radioterapia per il cancro della vescica può portare a effetti collaterali che possono includere affaticamento, irritazione cutanea o eruzione cutanea, irritazione della vescica (causando aumento della frequenza e dell'urgenza), problemi gastrointestinali e sintomi urinari.

3. Chemioterapia:

La chemioterapia può causare vari effetti collaterali, come nausea, vomito, affaticamento, perdita di capelli, diminuzione dell'appetito e un aumento del rischio di infezioni a causa di un sistema immunitario indebolito. Alcuni farmaci chemioterapici possono anche influenzare il midollo osseo, portando a un basso numero di cellule nel sangue.

4. Immunoterapia:

I farmaci immunoterapici, come il Bacillus Calmette-Guérin (BCG), vengono generalmente installati direttamente nella vescica. Ciò può causare effetti collaterali come irritazione della vescica, minzione frequente, urgenza e sintomi simil-influenzali, tra cui febbre e affaticamento.

5. Terapia mirata:

Gli effetti collaterali dei farmaci terapeutici mirati possono variare a seconda del farmaco specifico utilizzato. Gli effetti collaterali più comuni possono includere diarrea, eruzioni cutanee, ipertensione e affaticamento.

6. Trattamenti emergenti:

Gli studi clinici che studiano nuovi trattamenti possono avere effetti collaterali che non sono ancora completamente compresi. I pazienti che partecipano agli studi dovrebbero monitorare attentamente e comunicare eventuali effetti avversi ai propri operatori sanitari.

7. *Effetti collaterali generali:*

I pazienti sottoposti a qualsiasi tipo di trattamento contro il cancro possono manifestare effetti collaterali emotivi e psicologici, come ansia, depressione e cambiamenti di umore. È essenziale affrontare queste preoccupazioni con un team sanitario che includa supporto per la salute mentale.

Va notato che la gravità e la durata degli effetti collaterali possono variare da persona a persona. Gli operatori sanitari lavorano a stretto contatto con i pazienti per gestire e ridurre al minimo questi effetti collaterali attraverso farmaci, aggiustamenti dello stile di vita e cure di supporto.

Si consiglia ai pazienti di parlare onestamente con il proprio medico di eventuali effetti collaterali che potrebbero verificarsi. La tempestiva segnalazione degli effetti collaterali consente interventi tempestivi per gestire e alleviare il disagio garantendo al contempo i migliori risultati possibili del trattamento.

Inoltre, i pazienti dovrebbero discutere i potenziali effetti collaterali del loro specifico piano di trattamento con i loro operatori sanitari per comprendere meglio cosa aspettarsi durante il loro percorso di trattamento del cancro alla vescica.

GESTIONE DEGLI EFFETTI COLLATERALI DEL TRATTAMENTO DEL CANCRO DELLA VESCICA

La gestione degli effetti collaterali durante il trattamento del cancro della vescica è un aspetto cruciale della cura, che mira a massimizzare il comfort e il benessere generale del paziente. Diverse opzioni di trattamento, come la chirurgia, la radioterapia, la chemioterapia, l'immunoterapia e la terapia mirata, possono portare a una serie di effetti collaterali. Ecco le strategie per gestire questi effetti collaterali:

1. Gestione del dolore:

Il dolore è un effetto collaterale comune dopo un intervento chirurgico per il cancro alla vescica. Gli antidolorifici prescritti dal tuo medico possono aiutare ad alleviare il disagio. Comunica qualsiasi dolore che provi al tuo team sanitario per adattare i farmaci secondo necessità.

2. Nausea e vomito:

Ai pazienti sottoposti a chemioterapia possono essere prescritti farmaci antinausea per gestire nausea e vomito. È essenziale assumere questi farmaci come indicato e comunicare eventuali sintomi persistenti al proprio medico.

3. Fatica:

L'affaticamento è un effetto collaterale frequente del trattamento del cancro. Mantenere una dieta equilibrata, mantenersi idratati e impegnarsi in un'attività fisica leggera per aiutare a gestire l'affaticamento. Riposati e dai priorità al sonno per combattere l'esaurimento.

4. Irritazione cutanea:

L'irritazione cutanea dovuta alla radioterapia può essere gestita utilizzando i prodotti consigliati per la cura della pelle ed evitando saponi aggressivi o acqua calda. Consulta il tuo radioterapista per linee guida specifiche sulla cura della pelle durante il trattamento.

5. Irritazione della vescica:

L'irritazione della vescica causata da trattamenti come l'immunoterapia BCG può comportare un aumento della frequenza e dell'urgenza della minzione. Idratarsi bene e consultare il proprio medico per i farmaci per alleviare il disagio. Evita la caffeina e i cibi piccanti che possono esacerbare questi sintomi.

6. Sintomi gastrointestinali:

La chemioterapia può portare a sintomi gastrointestinali come diarrea o stitichezza. Mantieni una dieta ben bilanciata, rimani idratato e consulta il tuo team sanitario per farmaci o modifiche dietetiche per affrontare questi problemi.

7. Perdita di capelli:

L'effetto collaterale più comune della chemioterapia è la caduta dei capelli. Considera l'utilizzo di copricapi, parrucche o sciarpe per gestire i cambiamenti nell'aspetto. Molti pazienti trovano supporto emotivo attraverso gruppi di sostegno o consulenza contro il cancro.

8. Supporto emotivo:

Gestire l'impatto emotivo e psicologico del cancro e del suo trattamento è essenziale. Chiedi supporto a professionisti della salute mentale, gruppi di supporto o servizi di consulenza per affrontare ansia, depressione e cambiamenti di umore.

9.Conta delle cellule del sangue:

La chemioterapia può influenzare la conta delle cellule del sangue, aumentando il rischio di infezioni e sanguinamento. Il monitoraggio regolare da parte del team sanitario è fondamentale. Seguire le raccomandazioni per le vaccinazioni e la prevenzione delle infezioni.

10. Comunicazione:

Una comunicazione aperta e chiara con il tuo team sanitario è vitale. Segnala tutti gli effetti collaterali, anche se sembrano minori, per garantire interventi tempestivi e aggiustamenti al tuo piano di trattamento.

11. Supporto nutrizionale:

Mantenere una buona alimentazione durante il trattamento è essenziale. Consultare un dietista per raccomandazioni dietetiche personalizzate e indicazioni sulla gestione di sintomi specifici come nausea e cambiamenti di appetito.

12. Attività fisica:

Impegnarsi in un'attività fisica delicata se tollerata, come camminare o fare yoga, per combattere l'affaticamento e migliorare il benessere generale. Prima di iniziare qualsiasi nuovo regime di esercizi, consulta il tuo team sanitario.

Il trattamento del cancro alla vescica è spesso personalizzato e la gestione degli effetti collaterali dovrebbe essere adattata alle esigenze e alle circostanze specifiche dell'individuo. Una comunicazione regolare con il personale sanitario è essenziale per affrontare eventuali effetti collaterali in modo tempestivo ed efficace, garantendo la migliore qualità di vita possibile durante e dopo il trattamento.

CAPITOLO 6

NUTRIZIONE PER I PAZIENTI CON TUMORE ALLA VESCICA

Una corretta alimentazione svolge un ruolo fondamentale nel sostenere la salute e il benessere dei pazienti affetti da cancro della vescica durante tutto il loro percorso di trattamento. Una dieta ben bilanciata può aiutare a gestire gli effetti collaterali, rafforzare il sistema immunitario e favorire il recupero. Ecco una panoramica completa delle considerazioni nutrizionali per i pazienti affetti da cancro della vescica:

1. Mantenere una dieta equilibrata:
Puntare a una dieta che includa una varietà di cibi di tutti i gruppi alimentari, come frutta, verdura, cereali integrali, proteine magre e latticini o

alternative ai latticini. Ciò fornisce i nutrienti essenziali necessari per la guarigione e la salute generale.

2. Rimani idratato:

Un'adeguata idratazione è fondamentale, soprattutto se si verifica irritazione della vescica o minzione frequente a causa del trattamento. Bevi molta acqua e tisane durante la giornata per mantenerti idratato.

3. Gestire i problemi digestivi:

La chemioterapia e altri trattamenti possono causare sintomi gastrointestinali come nausea, diarrea o stitichezza. Modifica la tua dieta secondo necessità, optando per cibi leggeri, pasti più piccoli e più frequenti e cibi facili da digerire.

4. Assunzione di proteine:

Le proteine sono essenziali per la riparazione dei tessuti e il mantenimento della massa muscolare. Includi nei tuoi pasti fonti magre di proteine come pollame, pesce, tofu, fagioli e latticini a basso contenuto di grassi.

5. Alimenti ricchi di fibre:

Gli alimenti ricchi di fibre possono aiutare a gestire la stitichezza. Per incoraggiare i movimenti intestinali regolari, includi frutta, verdura, cereali integrali e legumi nella tua dieta.

6. Alimenti ricchi di antiossidanti:

Gli alimenti ricchi di antiossidanti come frutti di bosco, verdure a foglia verde e frutta e verdura dai colori vivaci possono supportare il sistema immunitario e ridurre lo stress ossidativo.

7. Calcio e vitamina D:

Il calcio e la vitamina D sono essenziali per la salute delle ossa. Se non riesci a tollerare i latticini, considera alternative ai latticini arricchiti e consulta il tuo medico o un dietista per garantire un'assunzione adeguata.

8. Limitare lo zucchero e gli alimenti trasformati:

Gli alimenti ricchi di zuccheri e trasformati possono contribuire alle fluttuazioni energetiche e potrebbero non fornire nutrienti essenziali. Limita il loro apporto e concentrati su cibi integrali e ricchi di nutrienti.

9. Monitorare l'assunzione di sodio:

L'eccesso di sodio può portare a ritenzione idrica e aumento della pressione sanguigna.

Fai attenzione all'apporto di sodio, soprattutto se hai una storia di ipertensione.

10. Consultare un dietista:

Considera la possibilità di collaborare con un nutrizionista oncologico che sia un dietista autorizzato. Può fornire consigli dietetici personalizzati su misura per il tuo trattamento specifico e gli effetti collaterali.

11. Supplemento quando necessario:

In alcuni casi, i pazienti affetti da cancro alla vescica possono aver bisogno di integratori alimentari per soddisfare le loro esigenze nutrizionali. Consulta il tuo team sanitario prima di assumere qualsiasi integratore per assicurarti che siano sicuri e appropriati.

12. Supporto emotivo e psicologico:

Affrontare il cancro e il suo trattamento possono avere un impatto sull'appetito e sulle abitudini alimentari. Cercare supporto emotivo da operatori sanitari, consulenti o gruppi di supporto per affrontare qualsiasi sfida relativa alla nutrizione.

13. Piano dietetico personalizzato:

Le esigenze nutrizionali di ogni paziente sono uniche. Il tuo programma di dieta dovrebbe essere adattato al trattamento, agli effetti collaterali e alle preferenze personali.

La nutrizione è una componente essenziale del trattamento e del recupero del cancro della vescica. Un corpo ben nutrito può tollerare meglio il trattamento, gestire gli effetti collaterali e sostenere la salute generale.

Una comunicazione regolare con il tuo team sanitario e un dietista certificato può aiutarti a fare scelte dietetiche informate e a ottimizzare il tuo benessere nutrizionale durante il tuo percorso contro il cancro della vescica.

ESERCIZIO PER PAZIENTI CON CANCRO ALLA VESCICA

Incorporare l'esercizio fisico regolare nella routine dei pazienti affetti da cancro della vescica può essere una componente preziosa della loro cura generale. L'esercizio fisico offre numerosi benefici fisici e psicologici che possono aiutare a migliorare la qualità della vita durante e dopo il trattamento del cancro. Ecco una panoramica completa dell'importanza dell'esercizio fisico per i pazienti affetti da cancro alla vescica, insieme ad alcuni esercizi di esempio:

Benefici dell'esercizio:

Miglioramento del benessere fisico:
L'esercizio fisico regolare può aiutare a migliorare la resistenza, la forza muscolare e la salute cardiovascolare, rendendo le attività quotidiane più facili da gestire.

Miglioramento dell'umore e della salute mentale:
L'esercizio fisico può migliorare l'umore, ridurre l'ansia e la depressione e migliorare il benessere emotivo generale, aiutando i pazienti ad affrontare le sfide psicologiche del cancro alla vescica.

Gestione del dolore:
L'esercizio fisico può alleviare il dolore, ridurre il disagio derivante da un intervento chirurgico o da un

trattamento e migliorare la flessibilità e la mobilità articolare.

Controllo del peso:

Mantenere un peso sano attraverso l'esercizio fisico può ridurre il rischio di effetti collaterali legati al trattamento e contribuire a migliorare la salute generale.

Funzione immunitaria migliorata:

L'attività fisica può rafforzare il sistema immunitario, favorendo potenzialmente il recupero e riducendo il rischio di infezione.

Aumento dei livelli di energia:

L'esercizio fisico può contrastare l'affaticamento, aumentare i livelli di energia e migliorare la vitalità generale.

Dormire meglio:

L'esercizio fisico regolare può migliorare la qualità del sonno e aiutare a gestire i disturbi del sonno che possono accompagnare il trattamento del cancro.

ESEMPIO DI ESERCIZI PER PAZIENTI CON CANCRO ALLA VESCICA:

A piedi:

Un'attività a basso impatto adatta alla maggior parte dei livelli di fitness. Inizia con brevi passeggiate e aumenta progressivamente la durata man mano che la tua resistenza migliora.

Nuoto:

Il nuoto è un esercizio moderato, adatto a tutto il corpo, che fa bene alle articolazioni. Il nuoto può aiutare a migliorare la forma cardiovascolare e il tono muscolare.

Yoga:
Lo yoga combina movimenti delicati, stretching e tecniche di rilassamento. Può aiutare con flessibilità, riduzione dello stress e rilassamento.

Allenamento di resistenza:
Usando fasce di resistenza o pesi leggeri, esegui esercizi di forza come sollevamento delle gambe, curl per bicipiti e squat per sviluppare la forza muscolare.

Tai Chi:
Il Tai Chi è un'arte marziale lenta e fluida che migliora l'equilibrio, la flessibilità e il rilassamento. È adatto a vari livelli di fitness.

Esercizi per il pavimento pelvico:
Gli esercizi per il pavimento pelvico, come i Kegel, possono aiutare a rafforzare i muscoli pelvici, che possono

essere indeboliti dal trattamento del cancro alla vescica.

Esercizi di respirazione:

Gli esercizi di respirazione profonda possono ridurre lo stress e migliorare la capacità polmonare. Prova le tecniche di respirazione diaframmatica per rilassarti.

Linee guida per gli esercizi:

- Consulta il tuo medico prima di iniziare qualsiasi programma di esercizi, soprattutto se hai problemi o limitazioni mediche specifiche.

- Inizia lentamente e progredisci gradualmente. Presta sempre attenzione al tuo corpo per evitare sforzi eccessivi. Come consigliato dalle raccomandazioni sanitarie, sforzati di completare almeno 75 minuti di attività intensa o 150 minuti di esercizio moderato a settimana.

- Incorpora una varietà di esercizi per promuovere la forma fisica generale, inclusi allenamenti cardiovascolari, di forza, flessibilità ed equilibrio.

- Mantieniti idratato e indossa abiti comodi e calzature adeguate.

- Presta attenzione ai segnali del tuo corpo. Se avverti dolore, disagio o altri sintomi insoliti durante l'esercizio, fermati e chiedi consiglio al medico.

L'esercizio fisico può essere uno strumento prezioso per i pazienti affetti da cancro alla vescica, poiché supporta il loro benessere fisico ed emotivo durante il percorso verso il cancro.

Collaborando con gli operatori sanitari e incorporando attività sicure e divertenti nella loro routine, i pazienti possono sfruttare i benefici dell'esercizio fisico per migliorare la salute generale e una migliore qualità della vita.

CAPITOLO 7

PREVENZIONE E RIDUZIONE DEL RISCHIO

Sebbene il cancro alla vescica possa derivare da vari fattori genetici e ambientali, esistono misure che gli individui possono adottare per ridurre il rischio e potenzialmente prevenire lo sviluppo di questa malattia.

Ecco una panoramica completa delle strategie di prevenzione e riduzione del rischio per il cancro della vescica:

1. Smettere di fumare:

Il più importante fattore di rischio conosciuto per il cancro alla vescica è il fumo. Smettere di fumare o evitare i prodotti del tabacco è il modo più efficace per ridurre il rischio. Sono disponibili supporto e risorse, come programmi per smettere di fumare, per aiutare le persone a smettere.

2. Sicurezza sul lavoro:

Se lavori in settori associati al rischio di cancro alla vescica, come l'industria chimica, dei coloranti o della gomma, prendi rigorose precauzioni per ridurre al minimo l'esposizione a potenziali agenti cancerogeni. Seguire i protocolli di sicurezza consigliati e utilizzare dispositivi di protezione.

3. Rimani idratato:

Mantenere una buona idratazione bevendo molti liquidi può aiutare a diluire le sostanze potenzialmente dannose nelle urine, riducendo il loro contatto con il rivestimento della vescica.

4. Dieta e nutrizione:

Consuma diete ricche di frutta e verdura, cereali sani e proteine magre. Gli alimenti ricchi di antiossidanti, vitamine e minerali possono aiutare a proteggere dal cancro. Limita gli alimenti trasformati e ricchi di zuccheri.

5. Qualità dell'acqua:

Sii consapevole della qualità della tua acqua potabile, soprattutto se proviene da acqua di pozzo. Nelle aree con potenziali contaminanti, prendere in considerazione l'analisi dell'acqua e i sistemi di filtraggio per ridurre l'esposizione a sostanze nocive.

6. Sii consapevole dei farmaci:

Alcuni farmaci, come il pioglitazone (usato per il diabete di tipo 2) e l'acido aristolochico (un rimedio a base di erbe), sono stati collegati ad un aumento del rischio di cancro alla vescica. Consulta il tuo medico in merito alle opzioni terapeutiche.

7. Attività fisica:

Impegnarsi in un'attività fisica regolare, poiché può aiutare a mantenere un peso sano, rafforzare il sistema immunitario e ridurre il rischio di vari tumori, compreso il cancro alla vescica.

8. Limitare l'esposizione a sostanze chimiche nocive:

Prestare attenzione quando si maneggiano o si utilizzano prodotti chimici in casa. Conservare e smaltire correttamente i prodotti chimici domestici ed evitare esposizioni non necessarie.

9. Controlli annuali:

Segui le raccomandazioni del tuo medico per controlli e screening medici regolari. La diagnosi precoce e l'intervento possono essere cruciali nella gestione del cancro della vescica.

10. Trattare tempestivamente le infezioni della vescica:

Se soffri di infezioni ricorrenti della vescica o del tratto urinario (UTI), cerca un trattamento tempestivo per ridurre il rischio di irritazione cronica della vescica, che può essere associata al cancro della vescica.

11. Mantenere uno stile di vita sano:

Sviluppare uno stile di vita sano che includa esercizio fisico costante, riduzione dello stress e sonno sufficiente. Un approccio equilibrato e completo alla salute può contribuire alla riduzione del rischio di cancro.

È essenziale notare che, sebbene queste strategie possano ridurre il rischio di cancro alla vescica, non garantiscono la prevenzione. Il cancro alla vescica può ancora verificarsi in individui che seguono tutte le misure preventive.

Pertanto, rimanere informati sulla propria salute, cercare assistenza medica regolare e discutere i propri fattori di rischio con un operatore sanitario sono passaggi essenziali per gestire la propria salute e ridurre il rischio di cancro alla vescica.

PROGNOSI E SOPRAVVIVENZA

La prognosi per i pazienti affetti da cancro della vescica può variare ampiamente in base a diversi fattori, tra cui lo stadio e il grado del cancro, il tipo di trattamento ricevuto e le caratteristiche individuali del paziente.

Le informazioni prognostiche aiutano gli operatori sanitari e i pazienti a comprendere il probabile decorso della malattia e a pianificare il trattamento appropriato e le cure di follow-up.

1. Stadio del cancro alla vescica:

Uno dei fattori più significativi che influenzano la prognosi è lo stadio del cancro della vescica al momento della diagnosi. Lo stadio del cancro della vescica va da 0 a IV, con stadi inferiori che indicano un cancro confinato al rivestimento della vescica e stadi più alti che indicano una malattia più estesa.

2. Grado di cancro alla vescica:

Il grado del cancro della vescica è determinato dall'aspetto delle cellule tumorali al microscopio. I tumori a basso grado tendono a crescere più lentamente e hanno una prognosi migliore rispetto ai tumori ad alto grado, più aggressivi.

3. Dimensioni e numero del tumore:

Anche la dimensione e il numero dei tumori nella vescica possono influire sulla prognosi. I tumori più piccoli e solitari possono essere più facili da trattare e avere una prospettiva più favorevole rispetto ai tumori multipli o più grandi.

4. Tipo di cancro alla vescica:

Il tipo specifico di cancro della vescica, come il carcinoma uroteliale (carcinoma a cellule di transizione), il carcinoma a cellule squamose, l'adenocarcinoma o il carcinoma a piccole cellule, può influenzare la prognosi. Il carcinoma uroteliale è il più comune e spesso ha esiti migliori.

5. Coinvolgimento dei linfonodi:

La presenza di cancro nei linfonodi vicini è associata a una prognosi peggiore, poiché indica la possibilità che il cancro si diffonda ad altre parti del corpo.

6. Metastasi:

Il cancro della vescica che si è diffuso (metastatizzato) a organi distanti, come polmoni, fegato o ossa, è generalmente associato a una prognosi meno favorevole.

7. Risposta al trattamento:

La risposta di un paziente al trattamento, tra cui intervento chirurgico, chemioterapia, radioterapia, immunoterapia o terapia mirata, può avere un impatto significativo sulla prognosi.

La remissione completa o il controllo efficace della malattia spesso portano a risultati migliori.

Tassi di sopravvivenza:

I tassi di sopravvivenza al cancro della vescica sono generalmente riportati come tassi di sopravvivenza a cinque anni, che indicano la percentuale di pazienti che sono vivi cinque anni dopo la diagnosi. I tassi di sopravvivenza sono stime generalizzate e possono variare ampiamente da individuo a individuo.

Sopravvivenza globale: Il tasso di sopravvivenza complessivo a cinque anni per il cancro della vescica è di circa il 77%. Tuttavia questo valore cambia notevolmente a seconda delle condizioni sopra descritte. Per esempio:

- I pazienti con cancro della vescica localizzato (stadio I) hanno un tasso di sopravvivenza a cinque anni di circa il 95%.

- Quelli con cancro della vescica regionale (stadio II e III) hanno un tasso di sopravvivenza a cinque anni di circa il 70%.

- Gli individui con cancro della vescica a distanza (stadio IV) hanno un tasso di sopravvivenza a cinque anni di circa il 5%.

È importante ricordare che i tassi di sopravvivenza sono medie storiche e non prevedono il risultato per un individuo specifico. I progressi nella diagnosi e nelle opzioni di trattamento, così come la ricerca in corso, continuano a migliorare le prospettive per i pazienti affetti da cancro della vescica.

Una diagnosi tempestiva, un trattamento appropriato e un follow-up continuo sono componenti chiave nella gestione del cancro della vescica e nel raggiungimento della migliore prognosi possibile per ciascun paziente.

I pazienti sono incoraggiati a discutere in dettaglio la loro prognosi e le opzioni di trattamento con il loro team sanitario per prendere decisioni informate sulla loro cura.

CAPITOLO 8

CONVIVERE CON IL CANCRO ALLA VESCICA

Una diagnosi di cancro alla vescica può cambiare la vita, ma con il giusto supporto e le giuste strategie, le persone possono condurre una vita appagante gestendo al contempo le sfide associate alla malattia. Ecco una guida su come convivere con il cancro alla vescica:

1. Educazione e informazione:

La conoscenza dà potere. Prenditi il tempo necessario per conoscere il tipo specifico e lo stadio del cancro alla vescica, le opzioni di trattamento e i potenziali effetti collaterali.

Comprendi gli obiettivi del tuo piano di trattamento e cosa aspettarti durante e dopo il trattamento.

2. Costruisci una rete di supporto:

Condividi la tua diagnosi con i tuoi cari e coinvolgerli nel tuo viaggio. Una forte rete di sostegno di familiari e amici può fornire supporto emotivo, pratico e psicologico.

3. Comunicare con il team sanitario:

Mantieni una comunicazione aperta e onesta con i tuoi professionisti medici. Discuti tempestivamente le tue preoccupazioni, i sintomi e gli effetti collaterali correlati al trattamento. Appuntamenti di follow-up programmati regolarmente sono essenziali per monitorare la tua salute.

4. Benessere emotivo:

Affrontare il cancro può evocare una serie di emozioni, tra cui paura, ansia e depressione.

Cerca una consulenza professionale o gruppi di supporto per aiutarti a gestire questi sentimenti e migliorare il tuo benessere mentale.

5. Alimentazione ed esercizio fisico:

Mantenere una dieta nutriente ricca di frutta e verdura, carni magre e cereali integrali. Impegnati in un'attività fisica regolare nei limiti delle tue capacità per migliorare i livelli di energia e la salute generale.

6. Gestisci gli effetti collaterali:

Comprendi i potenziali effetti collaterali del tuo trattamento e come gestirli in modo efficace. Lavora a stretto contatto con il tuo team sanitario per affrontare dolore, nausea, affaticamento o altri sintomi.

7. Salute della vescica:

Se hai una cistectomia parziale o totale (rimozione della vescica), scopri come gestire le opzioni di derivazione urinaria, come condotto ileale, neovescica o serbatoio urinario continentale. Un infermiere specializzato in continenza può fornire indicazioni.

8. Strategie di coping:

Sviluppare strategie di coping per affrontare le sfide fisiche ed emotive che possono sorgere. La meditazione, le tecniche di rilassamento e la consapevolezza possono essere utili.

9. Cura di sé:

Dare priorità alla cura di sé e alla riduzione dello stress. Ciò include riposare adeguatamente, mantenere una routine e impegnarsi in attività che portano gioia e relax.

10. Monitoraggio regolare:

Continuare con i controlli regolari, anche dopo la fine del trattamento. La diagnosi precoce della recidiva è essenziale per una gestione efficace.

11. Patrocinio e formazione:

Prendi in considerazione l'idea di diventare un sostenitore della consapevolezza e della ricerca sul cancro alla vescica. Le tue esperienze possono aiutare ad aumentare la consapevolezza e il sostegno per gli altri che affrontano la malattia.

12. Considerazioni finanziarie e pratiche:

Essere consapevoli degli aspetti finanziari e pratici della convivenza con il cancro, come la copertura assicurativa, l'occupazione e l'accesso ai servizi di supporto. Gli assistenti sociali e i navigatori dei pazienti possono offrire assistenza.

13. Sperimentazioni cliniche:

Informarsi sugli studi clinici che possono offrire trattamenti o terapie innovative. La partecipazione agli studi può contribuire al progresso della ricerca sul cancro della vescica.

14. Qualità della vita:

Concentrati sul miglioramento della qualità complessiva della tua vita. Impegnati in attività che ti piacciono, coltiva le tue relazioni e stabilisci obiettivi realistici per il futuro.

Convivere con il cancro alla vescica richiede resilienza, adattabilità e continua cura di sé.

Gestendo in modo proattivo la tua salute, cercando supporto e rimanendo informato, puoi condurre una vita appagante mentre affronti le sfide del cancro alla vescica.

Ricorda che il percorso di ogni persona è unico e che non esiste un approccio unico per convivere con il cancro. Il tuo team sanitario, la rete di supporto e la determinazione personale sono risorse inestimabili in questo viaggio.

CONCLUSIONE

Voglio sottolineare che la conoscenza è uno strumento potente nella lotta contro il cancro alla vescica. Questa guida ti ha fornito moltissime informazioni, dalla comprensione dei fattori di rischio alla navigazione tra le opzioni di trattamento e oltre.

Ricorda che il cancro alla vescica, come ogni formidabile avversario, può essere affrontato frontalmente con coraggio, determinazione e una comunità solidale al tuo fianco. Non sei solo in questo viaggio; hai la forza dentro di te e le risorse disponibili per affrontare le sfide che ti attendono.

Sebbene il percorso possa essere impegnativo, è anche pieno di opportunità di speranza, resilienza e trionfo. Ogni giorno, i progressi della scienza medica offrono nuove possibilità di diagnosi e trattamento. Ogni giorno, le persone affette da cancro alla vescica dimostrano una straordinaria resilienza, ispirando gli altri con le loro storie di sopravvivenza e perseveranza.

Mentre vai avanti, mantieni la conoscenza acquisita da questa guida vicino al tuo cuore. Usalo per prendere decisioni informate, per difendere la tua salute e per ispirare speranza in te stesso e in chi ti circonda.

Il viaggio da percorrere potrebbe avere i suoi alti e bassi, ma sappi che hai la forza per affrontare ogni sfida con coraggio e grazia.

La tua determinazione e il sostegno dei tuoi cari illumineranno la strada.

Ricorda, questa non è solo una guida; è una testimonianza della tua resilienza e del tuo impegno per un futuro più sano e luminoso. Il tuo viaggio con il cancro alla vescica è unico e la tua storia è ancora in fase di scrittura. Lascia che sia una storia di forza, speranza e trionfo.

Possa tu trovare in ogni passo che fai la forza e l'ispirazione per vivere la vita al massimo, accogliendo ogni giorno come un dono prezioso. Insieme continuiamo ad avanzare nella lotta contro il cancro alla vescica, lavorando per un futuro in cui questa malattia non sia altro che un ricordo. Sii forte, resta fiducioso e continua ad andare avanti. Il tuo viaggio è una testimonianza del potere dello spirito umano e tu sei l'autore della tua storia.

Cari stimati clienti,

Desideriamo esprimere la nostra sincera gratitudine per aver scelto il nostro libro e per averci affidato il vostro tempo. Il tuo incrollabile supporto e il tuo feedback approfondito sono molto apprezzati.

Apprezziamo sinceramente il tuo aiuto nell'inviare una recensione onesta mentre ci sforziamo continuamente di migliorare il nostro lavoro e produrre informazioni di grande impatto.

Le tue recensioni sono estremamente preziose non solo per noi come autori, ma anche per i potenziali lettori in cerca di informazioni. Rispettiamo sinceramente le tue opinioni e commenti, sia che tu ritenga che il nostro libro sia fantastico o che creda che ci fossero dei difetti. Il tuo feedback è per noi una continua fonte di ispirazione per sviluppare storie che siano veramente significative per te.

Apprezzeremmo se potessi dedicare qualche minuto a lasciare una recensione su Amazon, poiché le tue parole hanno il potenziale per avere un impatto drammatico sul successo e sulla portata del nostro libro, permettendogli di raggiungere un pubblico più vasto.

Ricorda che la tua recensione non deve essere lunga o complicata. Sarebbe molto utile esprimere semplicemente i tuoi pensieri onesti, enfatizzare aspetti correlati a te o sottolineare componenti degni di nota.

Vogliamo ringraziarvi ancora per aver preso parte al nostro viaggio come autori. Apprezziamo enormemente il vostro supporto continuo e la vostra partecipazione. Non vediamo l'ora di leggere le vostre valutazioni e di crescere insieme a voi.

Distinti saluti,